Todo sobre el Tratamiento de Keratina

María Leal

ÍNDICE

1 INFORMACIÓN GENERAL

La keratina es una proteína fibrosa que se encuentra en el cabello, la piel y otras zonas del cuerpo humano como por ejemplo, las uñas.

Existen varios tipos, pero se dividen en dos grandes clases: alfa o beta. La alfa es la que producen los mamíferos, incluidos los seres humanos. La beta la que se encuentra en los reptiles y las aves.

El cabello humano está compuesto por keratina y son muchas las personas que deciden darle un suplemento de esta proteína para que luzca un aspecto más sano y brillante. Entre los tratamientos de keratina para el cabello destacan el alisado japonés, el alisado brasileño y la keratina con chocolate.

Estos tratamientos se están haciendo cada vez más populares y es por eso que hoy día puedes encontrar muchos centros de belleza en los que realizarte estos tratamientos. Lo más importante a la hora de ponerte en las manos de los profesionales es una buena elección del centro y tener la seguridad de que utilizan productos de calidad.

Si lo prefieres también puedes optar por hacerte un tratamiento de keratina en casa utilizando algunos productos como la keratina que puedes comprar en grandes superficies o supermercados.

1.1 QUÉ ES LA QUERATINA

La queratina es una proteína que se encuentra en el cabello y la piel además de en otros lugares como podrían ser las uñas de los seres humanos o las pezuñas de los animales. La keratina se forma a partir de aminoácidos y, dependiendo de las características de estos, la keratina es rígida o flexible. Por ejemplo, en el caso del cabello, la keratina es flexible mientras que la queratina que encontramos en el cuerno de un animal es dura.

La keratina es un elemento delicado, por eso, la mayoría de las veces que no encontramos con keratina, ésta está muerta. Por ejemplo, si pensamos en una uña, debemos saber que la parte externa de ésta, la que podemos tocar, está formada por la proteína de la keratina ya muerta. Estas células muertas sirven para proteger la keratina viva que está debajo y que empuja desde ahí según va creciendo.

De qué está formada la Queratina

Los queratinocitos son células vivas que forman la keratina. están presentes en todos aquellos lugares en los que esté presente también la keratina, como podría ser la piel o las uñas. Los queratinocitos se desprenden en miles a diario de nuestra piel y nuestro cuerpo en general. Cuando la queratina se va regenerando y empujando hacia arriba las células más antiguas se desprenden y con ellas lo queratinocitos. Algunas enfermedades hacen que este proceso tenga un ritmo inapropiado como por ejemplo la psoriasis, que hace que el ciclo sea más rápido.

Una manera de proteger la keratina de nuestro cuerpo es comer alimentos como por ejemplo, la gelatina, que ayuda a conservarla. Por lo general, la queratina se presenta en el cuerpo humano de manera quebradiza y seca, lo que hace que se desprenda. Como el desprendimiento es una parte natural del proceso, hay que intentar que la keratina sea lo más gruesa posible para que las capas externan protejan las capas internas. Si hidratamos el cabello, las uñas o la piel, estamos ayudando a dar fuerza y mantener nuestra keratina.

En el caso del pelo, además de poder hidratarlo con cremas suavizantes, también existe la posibilidad de someterse a un tratamiento capilar de keratina como podría ser el alisado japonés o la nanokeratina.

Propiedades de la Queratina

Una de las propiedades más interesantes de la keratina es que es muy difícil de disolver. La causa de que no se pueda disolver con facilidad es que contiene un elemento llamado disulfuro de cisteína. Este componente crea puentes en forma de aspas que son tremendamente fuertes. En la formación de estas aspas también intervienen los átomos de azufre que ayudan a hacer la keratina de difícil disolución.

Dependiendo de cuánto disulfuro y azufre tenga la keratina, ésta será más o menos fuerte, es decir, será más o menos rígida. Por ejemplo, en el caso de los cuernos de los animales, los colmillos o los casos de los caballos, la cantidad de disulfuro de cisteína es alto. En el caso del cabello es bajo, y en el caso de las uñas, es intermedio. Si alguna vez has tenido la mala experiencia de quemarte el pelo, habrás descubierto que tiene un olor bastante fuerte, eso es debido precisamente por este sulfuro.

1.2 CÓMO FUNCIONA LA KERATINA

Cuando se trata de keratina (queratina), cuanto más dura, mejor. Sus cualidades de protección mejoran cuanto más fuerte es, tanto por dentro como por fuera. La keratina aporta al cabello lo que le falta y lo que ha perdido con los años. ¿Tienes el cabello sin brillo seco y dañado? ¿Es rizado, ondulado, demasiado voluminoso o difícil de manejar?

La aplicación del tratamiento de keratina pone fin a todo eso, ya que le aporta una gran dosis de vitalidad y no renueva por dentro y por fuera. Con la aplicación de keratina en el cabello conseguirás un pelo brillante y sano. La proteína de la keratina repara el pelo desde el interior fortaleciéndolo, dándole cuerpo y vida. Como consecuencia, el pelo se vuelve más manejable y parece que en ciertas ocasiones, dependiendo del rizo, éste se alisa. No obstante, con la keratina no se pueden obtener resultados similares a los que se consiguen con técnicas como el alisado brasileño.

¿Cómo funciona la keratina?

El funcionamiento de la keratina es el siguiente:

Las pequeñas moléculas de keratina penetran en la corteza del cabello y mejoran la reparación de la calidad del cabello desde el interior. Consigue una mayor resistencia, elasticidad y cuando hay humedad produce un efecto liso, suave y brillante. Los factores ambientales tales como los rayos del sol, la contaminación y el humo afectan a tu cabello en la parte exterior, la keratina le ayuda a reponerse.

El tratamiento con keratina te consigue un alisado revolucionario. Es un método que suaviza, alisa, y endereza el pelo. No requiere ningún producto químico fuerte, sino más bien emplea una solución que contiene keratina natural para trabajar con las cutículas del pelo y suavemente ocupar su lugar dentro de su cabello.

¿Cuánto dura el alisado con keratina?

La keratina funciona especialmente con el cabello dañado, de hecho, cuanto más dañado está el pelo, más tiempo duran los resultados de la keratina. En general, sin embargo, el tratamiento suele durar entre dos y cuatro meses.

Debido a que este no es un tratamiento permanente, (la solución basada en la keratina disminuye con el tiempo), el cabello volverá a su forma natural. El pelo, sin embargo, se quedará suave, brillante y de aspecto saludable. Cuantas más veces recibas el tratamiento, más sano y manejable se volverá. Se requiere menos tiempo de secado y los resultados serán excelentes en pocos minutos. Como no tienes que trabajar con soluciones térmicas, los daños en el cabello se pueden prevenir.

El resultado final: si tu cabello es rebelde, encrespado o rizado y te gustaría emplear poco tiempo en su mantenimiento, la keratina es el tratamiento idea. ¡El pelo quedará perfecto!

1.3 PRECIOS DEL TRATAMIENTO DE KERATINA

El alisado de keratina o *Escova Progresiva*, es una técnica que viene de Brasil. Hoy día está cogiendo mucha importancia en otros países y cada vez son más las personas que disfrutan de un cabello moldeable, sin encrespamiento y sencillo de peinar. El alisado de keratina no es un alisado estilo tabla como puede ser el alisado japonés. Se trata de un método que restaura la cutícula natural del cabello aportándole de esta manera una salud, un brillo y una vitalidad tan impresionante como natural.

Es difícil decir con exactitud el precio del alisado de keratina porque depende sobre todo de un gran factor: la longitud del cabello. Así puedes encontrar un tratamiento para alisar el cabello desde los 100 euros hasta los 180 aproximadamente. Aunque a primera impresión pueda parecerte caro, es más barato que el alisado japonés y además merece la pena. Dura hasta 3 o 4 meses y puedes hacer todo tipo de actividades, incluidas las que implican humedad, como por ejemplo bañarte en la piscina. Si haces el cálculo, es como si gastases cada mes, 20 euros en ir a la peluquería. Ahora ya no parece tanto ¿verdad?

Por otro lado, el tratamiento de alisado con keratina se está haciendo tan popular que son muchas las empresas que lo ofertan y esto hace que la lucha de precios sea una ventaja para el consumidor. Te recomendamos que te informes bien en todos los centros que conozcas para descubrir cuál es el más barato y que prestes especial atención a las ofertas online. Los precios por un tratamiento de keratina pueden bajar hasta los 40€ si lo compras a través de una oferta online.

Tratamiento de keratina barato

También existen otras maneras de obtener un buen precio para el tratamiento del cabello con Keratina. Si estás dispuesta a pasar unas cuantas horas delante del espejo, puedes hacer un tratamiento de keratina casero a muy bajo coste. Solo necesitarás comprar los productos adecuados (puedes hacerlo directamente en internet) y ponerte manos a la obra. Por lo general este tratamiento suele durar la mitad del tiempo pero el precio se reduce a más de la mitad puesto que el único coste es el de la compra del producto de keratina.

1.4 QUERATINOCITOS

Existe una duda muy popular entre las personas que plantean hacerse un tratamiento. ¿Qué es el Queratinocito? El Queratinocito es una célula que se encuentra en la epidermis (representa el 80-90% de la misma).

La epidermis está compuesta por 4 capas y los queratinocitos componen todas ellas, en función a la morfología de los queratinocitos.

Estas capas de la epidermis son:

- Capa basal: está formada por una sola línea de queratinocitos cilíndricos.
- Estrato espinoso: Se llama así porque visto desde el microscopio se observan las uniones celulares en forma de espinas.
- Estrato granuloso: al ser observadas con el microscopio, las células se presentan como unos gránulos basófilos.
- Capa córnea: Las células han perdido su núcleo y se encuentran llenas de queratina.

La primera capa, la capa basal es la más profunda de ellas. Está constituida por una sola capa de células. La segunda capa, el estrato espinoso, lo constituyen multitud de capas de queratinocitos así como citoplasma eosinófilo. Estos dos elementos se encuentran unidos entre sí a través de los puentes unicelulares.

El estrato granuloso está por encima del espinoso y de la capa basal. Lo forman varias hileras que contienen gránulos de queratina. La capa encima de todas ellas es la capa córnea, donde se encuentra la queratina blanda, unas proteínas muy pequeñas.

Los queratinocitos son las células más abundantes de la epidermis y son las encargadas de darle una funcionalidad a esta.

Hay otras células que se encuentran en la epidermis y el cabello:

- Melanocitos.
- Células de Merkel.

- Células de Langerhans.
- Células indeterminadas.

1.5 TRATAMIENTO DE KERATINA

¿Qué es el tratamiento de queratina? Una de las cosas más frustrantes en el mundo para una mujer es llevar el pelo mal cada día o tenerlo mal cuidado. Por desgracia para las mujeres cuyo cabello es muy rizado o encrespado, esos días suelen ser los habituales. Para muchas mujeres que tienen el pelo muy rizado o rizado y además muy largo el tratamiento de queratina sobre el pelo rizado les dará largos períodos donde su cabello se volverá recto, liso o como mínimo libre de rizo. Además les aportará suavidad. Si duda, el tratamiento con queratina y también, el alisado brasileño o el alisado japonés son una buena noticia para estas mujeres, ya que les ofrecerán resultados excelentes.

El primer paso para explicar el proceso del tratamiento de keratina en el cabello es empezar por explicar lo que es la queratina. La queratina o keratina es una proteína natural que se encuentra en el cabello, la piel, las uñas y los dientes. En el cabello, si la queratina está dañado, el cabello se verá seco y quebradizo. Aquí te mostramos que es la keratina.

Proceso de tratamiento de queratina
- El pelo se lava profundamente con un buen champú
- La fórmula para el tratamiento de keratina del pelo se aplica cuidadosamente sobre el cabello (desde el cuero cabelludo a los extremos) y peinándolo.
- Se seca el pelo
- El tratamiento de queratina se sella a su pelo mediante una plancha
- Mantenga el cabello seco (y recto - sin clips, colas de caballo, etc.) durante 48 horas.

Todo el proceso (pasos 1-4) del tratamiento de queratina dura alrededor de 2-3 horas dependiendo de la longitud de su pelo. Es crucial que la queratina permanezca en el cabello durante 48 horas con el fin de que se posicione correctamente. Además de no lavarse el cabello, es muy importante mantenerlo lo más recto posible (ni siquiera meterlo por detrás de las orejas), ya que podría quedar marcado y curvado. El resultado final del tratamiento de keratina es que el cabello se estira y se mantiene así por un largo período de tiempo, generalmente de 3 a 5 meses.

Es posible escoger entre diferentes niveles de alisado del cabello la queratina. Los tratamientos de queratina puede ofrecer diversos grados de "rectitud" o alisado del cabello. No todas las mujeres desean tener el pelo completamente lacio, muchas aprecian sus rizos y solamente se sientes frustradas por la forma que este agarra dependiendo del clima que haya. La queratina es una buena herramienta para tratar este problema.

El más suave de los grados es la fórmula que tiene por objeto eliminar el encrespamiento, pero mantener la curvatura. En este grado se modera el rizo pero se mantiene la onda. El más fuerte de los grados de la fórmula es la que está más comúnmente asociada con el tratamiento de la queratina, y que se conoce básicamente, porque transforme el pelo rizado a liso. Muchos usuarios están optando por el nivel medio en lugar de escoger la fórmula de tratamiento liso completo.

Efectos secundarios del tratamiento de la Keratina. Riesgos y seguridad

Desde principios de 2011 se ha proporcionado información en los medios de comunicación sobre el uso de formaldehído en los productos de queratina con el fin de conseguir resultados deseados. Dado que a ciertos niveles, el formaldehído se considera peligroso, es importante evaluar el nivel de formaldehído utilizado en el producto antes de someterse a un tratamiento de queratina. Los niveles de formaldehído que se usan pueden variar bastante de un producto de tratamiento de queratina a otro producto. De acuerdo con OSHA si un producto de tratamiento de queratina contiene más de un 0,1% de formaldehído, el fabricante del producto ha de ponerlo en su producto. Las pruebas en algunas marcas indicaron que había productos que contenían más de 10% del conservante.

Efectos secundarios del tratamiento de la Keratina

En septiembre de 2011, una advertencia pública fue emitida por la FDA con respecto a una compañía de cuidado del cabello. Los niveles de formaldehído que se estaban utilizando en sus tratamientos iban desde 8,7 hasta 10,4%, un nivel que la FDA considera peligroso. Como resultado de ello, aunque la empresa alegó que no tuvo en cuenta estos niveles peligrosos, se ha iniciado la comercialización de una fórmula que contiene 0% de formaldehído y se hizo posible a partir de un derivado de la planta. Muchos de los productos de queratina más recientes (por otras compañías) dicen que no contienen formaldehído en absoluto.

Un factor que puede ayudar a reducir el impacto a la exposición de estos humos es asegurarse de que se va a un salón bien ventilado para su tratamiento de queratina. También puede considerar el uso de algún tipo de mascarilla quirúrgica si desea protegerse aún más. Si experimenta cualquier irritación de la piel o problemas para respirar durante o después de su tratamiento, debe consultar a su médico.

Ya que el uso de altos niveles de formaldehído son una preocupación, en los salones de renombre se toma un cuidado extremo para asegurarse de que los tratamientos de queratina son tan seguros como sea posible para los clientes, especialmente teniendo en cuenta que estos tratamientos cuestan generalmente un precio a partir de 100 a 180 euros, dependiendo de la longitud del cabello.

Mantenimiento del tratamiento de la queratina

El mantenimiento de tu cabello después de un tratamiento de queratina brasileña comienza por dar al cabello un tiempo de inactividad. Esto significa esperar dos días después del tratamiento antes de lavarse el pelo. Este primer paso es el más importante a tener en cuenta. Esta espera es para dar tiempo al pelo y ayudar a conseguir hacer efectivo el proceso de trabajo de la queratina durante este período.

Una vez que se empieza de lavar el pelo después del tratamiento, se ha de utilizar un champú libre de sulfato de sodio para ayudar a evitar la separación del tratamiento de queratina que se ha llevado a cabo en el cabello.

Aunque la idea de no lavarse el cabello durante 2 ó 3 días puede parecer un poco frustrante, la mayoría de las mujeres con el pelo muy rizado o crespo lo consideraría un pequeño precio a pagar. Sobre todo porque el cuidado diario del pelo para el pelo rizado puede tomar una gran cantidad de tiempo. El tiempo está significativamente reduciéndose después de someterse a un tratamiento de queratina. Lo que antes podía tomarse dos horas entre secar y peinar el cabello, ahora es posible en unos pocos minutos.

Colorante en el tratamiento de queratina

La gente se pregunta sobre el impacto de la coloración en el cabello a la hora de realizarse un tratamiento de queratina. Muchos estilistas recomiendan que si el cliente quiere teñir su cabello, mejor lo haga antes de someterse a un tratamiento de queratina. La queratina ayudará a sellar el color para que los resultados de la coloración se prolonguen durante mucho más tiempo de lo que normalmente duraría. No se debe teñir el cabello hasta después de dos semanas de haberse realizado un tratamiento de queratina, así que es aconsejable asegurarse de tenerlo en cuenta antes de programar un tratamiento.

1.6 TRATAMIENTO DE KERATINA CASERO

La versión en casa de los tratamientos de keratina brasileña son frecuentes. Para realizarlos, la opción de utilizar keratina líquida es la más popular. Se trata de satisfacer la demanda de cabello lacio semi-permanente sin el alto precio ni las horas de peluquería. La keratina líquida, o keratina hidrolizada, utiliza el calor térmico para ayudar a la proteína del cabello a unir las puntas del pelo.

Comparación

El tratamiento que se realiza en casa consigue alisar el pelo durante unos 30 ó 45 días menos que el tratamiento en peluquerías. Es decir, el tratamiento profesional de queratina dura por lo menos el doble de tiempo. La keratina líquida cuesta muy poco en comparación con lo que cuesta un tratamiento de keratina en una peluquería profesional. Por el precio de hacerte el tratamiento el un salón profesional podrías hacerlo al menos 3 veces en casa. No obstante, hay que dejar claro que el hecho de que el precio sea más elevado es porque, además de que los resultados son más duraderos, te aseguras de que el estilista profesional lo hará todo correctamente. El tratamiento de keratina tarda muchas horas en realizarse por lo que es normal que el precio sea elevado comparado con otros tratamientos de peluquería.

Cómo hacer el tratamiento de keratina en casa

El alisado brasileño se ha convertido en una forma popular de convertir el pelo rizado y muy rizado en un cabello elegante y seductor con un mantenimiento mínimo. Se elimina el encrespamiento y se reduce la calidad del rizo. El proceso sella la cutícula del cabello con el calor y la queratina de manera que se repara el cabello. El alisado brasileño causa menos daño que otros tratamientos alternativos, como por ejemplo, el alisado japonés, que es un procedimiento que utiliza productos químicos. A diferencia de otros tipos de alisado, se puede realizar en la mayoría de los tipos de pelo, incluso el pelo que ha sido teñido. Gastar una gran cantidad de dinero en un salón de belleza para disfrutar de los beneficios de este tratamiento puede ser cosa del pasado si aprendes a hacer el tratamiento en casa. ¿Te interesa conseguir casi los mismos resultados a un tercero del precio real? Te explicamos cómo hacerlo:

El proceso comienza lavando el cabello con un champú especial que elimina los residuos y aceites. Se separa el pelo y se aplica la keratina líquida en todo el cabello. Luego, se deja reposar durante 30 minutos. Después de esto debe secarse el pelo, eliminar la humedad y plancharlo. Necesitarás el producto de keratina, champú normal, secador y una plancha de cerámica.

Pasos para hacer el tratamiento de keratina brasileño casero

- Compre un producto para el tratamiento de keratina brasileña que sea libre de formaldehído y que sirva para alisar el cabello. Es poco probable que encuentres este producto en una peluquería local. En su lugar, puedes tratar de encontrarlos en sitios online especializados. Algunas de las marcas más populares son Brazilian Blowout y Teixeira Marcia.
- Primero lava tu cabello con un champú para eliminar cualquier residuo del medio ambiente o productos cosméticos que hayas aplicado en el cabello.
- Prueba el producto en un mechón discreto pelo siguiendo las instrucciones proporcionadas por el envase del producto. Si encuentras algún efecto adverso cuando se pruebes el producto, deja de utilizarlo inmediatamente y enjuaga el cabello.
- Divide tu pelo en mechones o secciones horizontales. Cuanto más pelo tengas, más mechones necesitarás. No intentes aligerar el procedimiento cogiendo mechones demasiado grandes. Puedes utilizar un clip o una pinza para sujetar cada sección de cabello, dejando suelta la parte que vayas a trabajar.
- Aplica el tratamiento de keratina brasileña a tu cabello a partir del mechón más cercano a tu cuello. Comienza en las raíces, y ve hacia las puntas. Utiliza un peine de dientes finos para distribuir uniformemente el producto desde las raíces hasta las puntas.
- Deja que el tratamiento actúe durante unos 15 a 20 minutos antes de secarlo a una alta temperatura para sellar la queratina. Cepilla a medida que secas para asegurarte de que se seque recto.
- Divide el cabello de nuevo como el principio del tratamiento.
- Utiliza una plancha de pelo de cerámica en su ajuste más caliente y pásalo por los finos mechones de cabello. Empieza de nuevo por la parte más cercana a su cuello.
- No laves tu cabello hasta pasadas al menos 48 horas después de alisar. Cuanto más tiempo se deje el tratamiento, más eficaz será.

Beneficios de la keratina
La función de la keratina en realidad no es la de alisar el pelo. Su objetico

principal es el de empapar el cabello de proteínas naturales ya existentes en el cabello de manera que lo ayuda a repararse. Esta reparación intensiva se refleja en una suavidad y brillo espectacular. Al conseguir un mejor estado del cabello, éste se vuelve más manejable y, en el caso de los cabellos rozados, éstos se aflojan por lo que dan esa sensación de alisado. A diferencia de los resultados con el alisado japonés, este tratamiento no es permanente y los resultados no son tan estrictos.

Teorías y especulaciones sobre la keratina

Los expertos en salud creen que estos tratamientos pretenden enderezar el cabello a través de la keratina en lugar de con productos químicos nocivos, pero no es probable que lo consigan ya que, como hemos explicado, la keratina no alisa el cabello. El formaldehído (formol) o sus derivados son los que consiguen que el cabello cambie de forma.

Consideraciones del tratamiento casero

Por lo general, realizar el tratamiento de queratina en casa no requiere el uso de guantes, máscara o ventilación. No obstante, se recomienda leer las instrucciones escritas en el pack del producto por si hubiera alguna advertencia a la que atender.

1.7 DAÑOS DEL TRATAMIENTO DE KERATINA

El uso de formaldehído en los tratamientos de keratina ha hecho saltar la alarma de los clientes, estilistas y expertos en salud por igual. En una concentración más baja (por debajo de la recomendada 0,2 por ciento) es completamente seguro. Las concentraciones que son 10 o 20 veces superiores son perjudiciales y a menudo, frecuentes. Las consecuencias al estar expuesto a tan altas cantidades han provocado que algunos clientes experimentasen molestias y daños en el cuero cabelludo y el cabello debido a tratamientos de keratina con formol.

Consejos durante el procedimiento

Los salones de belleza deben realizar los tratamientos de queratina en áreas bien ventiladas que utilizan o al aire libre. Las máscaras también se recomiendan, pero no siempre se respetan. El formaldehído y sus derivados (que se encuentran en la mayoría de los tratamientos de keratina efectivos) liberan vapores fuertes.

Teorías y especulaciones sobre el tratamiento de keratina

Los expertos en salud dicen que a pesar de los tratamientos que dicen estar basados en la keratina, también incluyen el formaldehído, que es lo que endereza el cabello. La keratina carece de la capacidad para romper los enlaces disulfuro en el pelo, que es lo que se necesita para cambiar la forma del cabello durante meses.

Advertencias sobre los ojos

El formaldehído y sus derivados emiten un gas nocivo que puede quemar y como resultado, se nota un escozor o picor en los ojos a muy corto plazo. Muchas mujeres se han quejado de estos síntomas durante el proceso, pero no existen daños a largo plazo o permanente se hayan descubierto.

Las alergias y el formaldehído

La aplicación de keratina con formol puede agravar las alergias. Un estudio de personas con ha demostrado que pueden ser más sensibles a los efectos del formaldehído inhalado en altas concentraciones. Es posible que incluso desencadene ataques de asma.

Piel y el cabello

La piel absorbe el formaldehído con bastante rapidez. La irritación de la piel en el cuero cabelludo puede aparecer, a pesar de que los estilistas se encargan de mantener los productos químicos lejos de ella. Algunos clientes aseguran que les ha ocurrido el desprendimiento de las raíces y la rotura del cabello, algo que es probable que con cualquier tratamiento químico. A pesar de todas estas pequeñas advertencias, el tratamiento de keratina a menudo se dice ser una alternativa segura.

Riesgo de cáncer por la aplicación de keratina con formol (formaldehído):

Un estudio de laboratorio que se realizó en 1980 sobre ratas, demostró que la exposición al formaldehído causa cáncer nasal en ratas, según el Instituto Nacional del Cáncer. Otros estudios han revelado un mayor riesgo de cáncer de las vías respiratorias en personas que están demasiado expuestas a la toxina. Los clientes que reciben los tratamientos de keratina con formol cada pocas semanas y estilistas que la utilizan a diario en el negocio pueden tener mayores riesgos de contraer enfermedades.

1.8 QUE HACER DESPUES DEL TRATAMIENTO DE KERATINA

Después de un tratamiento con queratina es muy importante tener en cuenta algunos consejos que te ayudarán a mantener los resultados. Para ello te aconsejamos seguir los siguientes pasos. De esta manera, mantendrás el cabello suave, liso, manejable y cuidado durante más tiempo.

A continuación te explicamos qué hacer durante los primeros 2 días después del tratamiento de keratina. Es muy importante seguir estos pasos y no saltarse ninguno de ellos.

- Debes llevar el pelo suelto todo el tiempo. No lo recojas con coletas, moños ni otro tipos de recogido. Piensa que estás intentando conseguir que el cabello quede liso, si le aplicas presión, quedará la marca de la goma que sujeta el pelo.
- Utiliza un secador o plancha si lo necesitas. Si ves que debido a la humedad o cualquier otro factor tu pelo coge una forma que no debería, no tengas miedo de volver a utilizar la plancha para ayudarlo a mantener la forma adecuada.
- No dejes que tu pelo se moje. Si se moja, la humedad hará que vuelva a encresparse, ya que la keratina no habrá tenido tiempo de hacer su efecto.
- Si lo necesitas, usa un pañuelo de seda para mantener tu cabello lejos de tu cara. Este material es suave y no hará marcas en tu cabello.
- Cuando llegue el momento de lavar el cabello (pasados al menos 2-3 días), utiliza un champú sin cloruro de sodio ya que este elemento puede aminorar los efectos de la keratina.

Qué no debes hacer durante los primeros 2 días después del tratamiento de keratina:

- Está totalmente prohibido que te laves el pelo durante al menos 2 días, aunque mejor si son 3.

- No te ates el pelo bajo ningún concepto.
- No utilices tampoco pinzas para sujetar el cabello ni cintas.
- Es mejor si no te involucras en ninguna actividad que cause sudoración. Es decir, no hagas ejercicio, juegos ni actividades físicas. Es mejor que tampoco vayas a la playa ni tomes el sol. Cualquier gota de sudor hará que tu pelo tenga humedad y los resultados se verán afectados.
- Tampoco te coloques el pelo detrás de las orejas. Es muy posible que esta sea una manía difícil de quitar pero piensa que son solo 2 o 3 días.
- No te coloques las gafas (de ver o de sol) para mantener tu pelo hacia atrás o sujeto para evitar que se te ponga en la cara.

1.9 CÓMO AÑADIR KERATINA AL CABELLO

El pelo se compone casi enteramente de la keratina: una proteína dura, fibrosa que también compone las uñas y la capa superior de la piel. Por desgracia, la estructura de la proteína del cabello puede dañarse con procedimientos químicos, tales como la permanente y el tinte. Los factores ambientales como el sol, el viento y el agua con cloro también puede debilitar y dañar la estructura de la proteína del cabello llamada keratina (queratina).

Los acondicionadores ayudan a la reconstrucción del cabello de forma temporal y fortalecen el pelo, reparando los daños de la cutícula y reforzando la estructura de la keratina. Añadir keratina en el cabello es tan sencillo como utilizar acondicionadores de tratamiento especial de proteínas. A continuación te ofrecemos una lista de consejos y pasos para que aprendas a aplicar keratina.

Productos que necesitarás:
- Champú a base de proteínas
- Acondicionador reconstructor de proteínas
- Gorro de ducha
- Secador de capucha (como los da las peluquerías)
- Acondicionador hidratante
- Una toalla
- Acondicionador sin aclarado (preferiblemente en spray)
- Un peine

Pasos para aplicar keratina al cabello:
- Enjuague el cabello con agua tibia durante dos o tres minutos para eliminar la suciedad y los restos.
- Aplicar un champú a base de proteínas de keratina en el pelo y hacer espuma. Enjuague bien el champú del cabello. Si tu cabello

está muy sucio, repite el proceso.

- Aplica una reconstructor de keratina para el cabello. Centra la atención en el tratamiento de las puntas.
- Poner el gorro de ducha de plástico en la cabeza.
- Deja actuar el reconstructor de proteínas bajo el calor de un secador de capucha.
- Sigue las instrucciones de aplicación para el producto reconstructor de keratina que elegiste para determinar cuánto tiempo debe permanecer el tratamiento en tu cabello.
- Retira el gorro de plástico y enjuaga el reconstructor de la proteína del cabello a fondo con agua fría.
- Aplica un acondicionador hidratante para el cabello. Déjalo actuar y si es necesario, también puedes potenciar su efecto colocándote de nuevo bajo el secador de capucha.
- Enjuaga bien el acondicionador de tu cabello con agua fría.
- Utiliza la toalla para secar el cabello, cuidando de no frotar en exceso.
- Separa el pelo con los dedos y utiliza el acondicionador en spray. Con cuidado, comienza a desenredar el cabello con los dedos. Termina desenredando el cabello con un peine.
- Seca el cabello al aire

1.10 CONSEJOS SOBRE LA KERATINA

La keratina es una proteína muy fuerte que se produce de forma natural en muchos mamíferos. En los seres humanos, la keratina se encuentra en el cabello, las uñas y la piel. Los queratinocitos son tipos de células en la piel que son vitales para mantenerlo sano. las células de keratina son empujadas a la superficie formando una capa protectora y luego, mueren y se convierten en lo que llamamos la piel muerta. La pérdida de la keratina es una parte importante del proceso de envejecimiento y uno de los signos visibles del envejecimiento.

Productos de Queratina

Hoy en día, la queratina coloquialmente se asocia con el pelo. Hay muchos productos de keratina en el mercado, desde alisadores, champús, acondicionadores hasta tratamientos químicos que prometen conseguirte el pelo sedoso y suave durante meses. Muchos salones ofrecen tratamientos de keratina y son utilizados por las mujeres con el pelo tan rizado que les resulta difícil de manejar.

Antes de realizarte cualquier tratamiento químico de keratina, pregunte a su estilista sobre la respuesta de los otros clientes al mismo. Pida ver los ingredientes del tratamiento. Algunos tratamientos contienen sustancias químicas nocivas como el formaldehído. Por otra parte, la mayoría de productos de belleza que contienen keratina utilizan la palabra keratina con fines comerciales o de marketing. Por lo general, el proceso de extracción de la keratina hace que ésta no sea activa, lo que significa que no tiene ningún efecto en usted una vez que está en el producto.

Consejos para la keratina

Cuando se habla de la keratina, se está realmente hablando de la apariencia saludable del cabello, las uñas y la piel. Si bien no se puede impedir que la keratina se desprenda por sí sola (el cabello se cae de manera natural, al igual que la piel), no obstante se puede conseguir una piel, uñas y cabello de aspecto saludable. Será necesario que utilices productos hidratantes con regularidad. Esta es la clave para ralentizar el proceso de envejecimiento.

Cuando la piel, el cabello y las uñas están secas, se rompen más fácilmente y tienen bordes con una apariencia desagradable. El uso de loción y crema hidratante facial diaria, comer gelatina y la aplicación de aceite de las uñas son formas de mantener la humedad. Muchas mujeres tienen el pelo, una forma de ayudar a mantener el pelo sano es aplicar regularmente los tratamientos de acondicionamiento profundo, que son baratos y están disponibles en cualquier farmacia o centro comercial. Si quieres tener un pelo, piel o uñas saludables, comienza por tenerlos hidratados.

1.11 CONSEJOS SOBRE LA KERATINA

Antes de saber cómo eliminar las extensiones de keratina, necesitarás saber cómo te las han puesto. Las extensiones de queratina se aplican al cabello utilizando un método de fusión gracias al cual se funde la keratina y la cola mediante una dosis de calor.

Eliminar extensiones de keratina
Primero coge un mechón de cabello que tenga una extensión de cabello de keratina y haz rodar la keratina blanda en torno a él. Hazlo suavemente con los dedos. Este es un método muy eficaz para quitar las extensiones sobre el pelo natural.

Aunque pueda parecer que la eliminación de la cola (o pegamento) de tu cabello puede ser difícil, lo cierto es que eliminar las extensiones de keratina es en realidad un proceso relativamente sencillo. Solo debes atender a todas las instrucciones y seguir paso a paso los consejos. De esta manera toda saldrá como la seda. Si las extensiones se han aplicado de forma incorrecta, o tu pelo ha comenzado a crecer fuera de ellas, no te preocupes, será aún más sencillo quitar con éxito tus extensiones.

Elementos que necesitarás para quitar las extensiones
- La acetona (es el quitaesmalte típico para quitar la pintura de uñas, seguramente lo tengas ya en casa y no tendrás que salir a comprarlo.)
- Unas pinzas rígidas para agarrar el pegamento y las extensiones.
- Un peine fino para eliminar los restos de cola que puedan quedar y deshacer los nudos.

Instrucciones para eliminar las extensiones:
- En primer lugar, vierte unas gotas de acetona directamente sobre la unión de la queratina con el pelo. Ten en cuenta que esta unión

debe estar completamente seca antes de intentar extraerla por lo que debes llevar un tiempo con las extensiones en el pelo. Intenta en la medida de lo posible que la acetona toque el cuero cabelludo o el cabello. Sabemos que es difícil que toque el pelo pero al menos inténtalo. Evitar que toque el cuero cabelludo es más sencillo.

- Si lo necesitas, utiliza las pinzas para extraer las extensiones. La combinación de la acetona junto con la presión ejercida por las pinzas hará que se rompa la keratina y que puedas extraer la extensión.

- Una vez aflojado el nudo o unión del pelo, puedes con tus propios dedos, lentamente, tirar de la extensión hacia fuera, en dirección contraria a la de su cabello natural.

- Una vez hayas realizado estas tareas con todas las extensiones, utiliza el peine para pasarlo por todo el pelo con la intención de eliminar los restos de trozos de pegamento.

1.12 REMEDIO DE KERATINA PARA LA PSORIASIS

La psoriasis es una enfermedad de la piel donde las células del cuerpo de la piel crecen demasiado rápido. Esto ocurre porque las células nuevas crecen más rápido que la capa de células de piel muerta se caen, lo que hace que la piel aparecen manchas de color rojo y con una escala de color plateado en la parte superior de la misma. Cuando la psoriasis está presente, la piel también se vuelve muy gruesa, porque a pesar de que hay una sobreproducción de células de la piel, las células no maduran con la cantidad de keratina adecuada. La queratina es una proteína que está comúnmente presente en el tejido, pero se puede ver seriamente afectada cuando se inflama con la psoriasis.

Hierbas

Puedes obtener alivio de la picazón y la irritación de la psoriasis usando varios aceites esenciales, incluyendo manzanilla, bergamota, lavanda, neroli y rosa. También puedes estimular que la piel muerta causada por la psoriasis se desprenda por el roce con la harina de avena humedecida. Es más fina que la harina de avena, por lo tanto será mejor el resultado.

También puedes ponerte pomada, crema de caléndula o trébol rojo, que ayudará a reducir la inflamación y el enrojecimiento de las partes del cuerpo afectadas. A veces, la psoriasis puede ser desencadenada por el estrés extremo. Si este es el caso, toma té hecho con relajantes suaves como la manzanilla, la lavanda y el bálsamo de limón para restaurar el equilibrio natural de tu cuerpo.

Otros remedios caseros para la psoriasis

Existen otras infusiones y cremas de productos naturales para ayudar con los efectos de la psoriasis. El aceite de germen de trigo mezclado con aceite de ricino y aceite de oliva se utiliza frotándolo en las zonas afectadas. La mezcla ayuda a suavizar y eliminar la piel muerta. Una mezcla de orégano de caléndula y aceite de oliva también puede ayudar a reducir y posiblemente eliminar los síntomas de la psoriasis, al menos temporalmente.

La aplicación de las semillas secas de bardana y flores secas de manzanilla en las zonas afectadas también pueden aliviar la piel. Aunque los remedios caseros son buenos y pueden mejorar la condición de la psoriasis por un largo tiempo, es muy difícil tratar la psoriasis en su totalidad y de forma permanente con remedios caseros. Si tienes psoriasis, consulta a un profesional de la salud que pueda darte mejores estrategias en la lucha contra esta enfermedad.

Otras estrategias contra la psoriasis

Puedes reducir los efectos de la psoriasis, cambiando parte de u estilo de vida. Por ejemplo, asegúrate de que te expones al sol cada día. No debes exponerte a cantidades perjudiciales del sol. Trata de limitar la exposición directa al sol y durante periodos de menos de 15 minutos. Evite el sol o limitar su exposición de 10 a.m. hasta las 2 p.m., que es cuando el sol está en su punto más caliente.

También debes hidratar la piel con regularidad lavar la piel sólo lo justo. Los jabones tienden a resecar la piel, lo que agrava la condición. Además, cuando te seques el cuerpo, elimina la humedad en lugar de frotar, para no irritar más la piel.

1.13 ALIMENTOS QUE CONTIENEN KERATINA

La queratina es una proteína fuerte e insoluble se encuentra principalmente en la piel, el cabello y las uñas y ayuda a proteger estas partes del cuerpo de los factores ambientales nocivos. La queratina es producida por aminoácidos. Las mejores fuentes para el consumo de queratina son alimentos ricos en proteínas. Una deficiencia de keratina hace que el pelo crezca más lentamente y causan que el pelo ya existente pueda ser débil (también las uñas se vuelven más débiles y descoloridas).

Alimentos ricos en keratina

Existen algunos alimentos que son ricos en queratina y que pueden ayudar a mejorar el aspecto del pelo, las uñas y todas aquellas partes de nuestro cuerpo que contiene keratina por sí mismos.

Frutas y verduras con queratina

La vitamina C ayuda a absorber las proteínas de origen vegetal en el cuerpo, que son elementos básicos para la queratina. Las frutas cítricas como naranjas y limones, los pimientos y las coles de bruselas son ejemplos de frutas y verduras con alto contenido de vitamina C que pueden aumentar el desarrollo de la queratina.

La vitamina B7 o biotina, juega un papel importante en las proteínas que metabolizan las bases de la queratina. Se debe comer verduras como la coliflor, el brócoli y la cebolla, ya que contienen vitamina B7 y pueden mejorar las propiedades de la queratina en el cuerpo. Los granos enteros son también buenas fuentes de alimentos que promueven la generación de queratina en el cuerpo.

Las comidas ricas en proteínas son importantes porque asisten en la producción de la proteína queratina. Come carnes magras, los riñones y el hígado de los animales, aves de corral y pescado para ayudar a construir la proteína queratina en el cuerpo. Evita comer carnes rojas grasas. Los productos lácteos bajos en grasa tienen aminoácidos esenciales que estimulan la producción de queratina, por lo que deben consumirse alimentos como la leche baja en grasa, queso y yogur para un mayor desarrollo de la queratina.

Otras fuentes alimenticias de queratina

Algunas vitaminas y minerales ayudan a la producción y la estructura de la queratina. El azufre, por ejemplo, está muy concentrado en la queratina, por lo que los alimentos que contienen azufre, tales como huevos, frijoles secos, la col rizada y la soja pueden desempeñar un papel importante en el desarrollo de la queratina. Otras fuentes ricas en proteínas no derivadas de la carne también pueden aumentar la producción de queratina (incluyendo habas, las almendras y las nueces). Otra comida que es fuente de queratina es la gelatina, que proviene del colágeno en los huesos y pezuñas de animales y se puede añadir a la fuerza de células de queratina. La gelatina se puede encontrar en algunos yogures, cereales helados, ensaladas de frutas y mermeladas de frutas.

Mantener una dieta rica en proteínas

La proteína proporciona los aminoácidos necesarios por los queratinocitos para producir queratina. Por el bien de tu salud cardiovascular, evita o minimiza las grasas y carnes rojas. Come carnes magras, pescado, yogur y productos lácteos bajos en grasa para infundir a tu cuerpo con los aminoácidos esenciales que estimulan la producción de queratina y mejoran la piel, el cabello y las uñas.

Mantener una dieta rica en hierro

Consume alimentos ricos en hierro. El hierro ayuda a los glóbulos rojos a transportar el oxígeno a los folículos pilosos, así como a los otros tejidos que se benefician del hierro. La proteína animal proporciona hierro que se absorbe fácilmente por el cuerpo. Las proteínas de origen animal ricas en hierro son el pavo, pato, pollo, cerdo, camarones, huevos, carne de res magra y cordero. Los alimentos vegetales que contienen proteína rica en hierro son los frijoles, guisantes de ojo negro, soja, queso de soja y las lentejas.

Come alimentos con mucha vitamina C. La vitamina C mejora la absorción de hierro de base vegetariana, así que consume alimentos con vitamina C al mismo tiempo que el consumes proteína de origen vegetal. Los alimentos ricos en vitamina C son el brócoli, las coles de Bruselas, col rizada, pimientos, guayaba, papaya, pomelo, naranjas, piña, fresas y limones.

Aumenta la ingesta de vitaminas del grupo B. Las vitaminas del complejo B mejoran la creación de glóbulos rojos, que a su vez transportan nutrientes y oxígeno al cuero cabelludo, los folículos y el cabello. Los alimentos con vitamina B-6 y B-12 son el salmón salvaje, trucha, mariscos, papas blancas con piel, los plátanos, las lentejas, garbanzos, cereales integrales, carne magra, pechugas de pollo y lomo de cerdo.

Consumir alimentos con zinc, como las ostras, cangrejo, lomo de cerdo, pavo, ternera, pollo, mantequilla de maní (cacahuete), germen de trigo y garbanzos. El zinc facilita el crecimiento y la reparación del pelo y los tejidos y ayuda a mantener las glándulas sebáceas que rodean los folículos pilosos.

Consejos sobre la alimentación

No hay que esperar resultados inmediatos. La comida que usted come ahora afecta al crecimiento de nueva queratina. Tardará de 6 a 12 meses para que el cabello muestre los resultados.

El aumento de la queratina ayudará a fortalecer el cabello, pero no va a afectar al adelgazamiento del cabello debido a la calvicie de patrón masculino.

Evita los tratamientos de queratina para el cabello que contienen más de un 2 por ciento de formaldehído.

1.14 PREGUNTAS FRECUENTES SOBRE LA KERATINA

A continuación te ofrecemos un listado de preguntas frecuentes más realizadas por nuestros usuarios. Esperamos que resuelvan todas tus dudas acerca de los diversos tratamientos de alisado permanente y alisado definitivo.

¿Debo cortarme el pelo antes del tratamiento?
Si quieres puedes recortarte los extremos desiguales pero no es conveniente que lo cortes en capas antes del tratamiento de keratina.

¿Puedo lavarme el pelo después del tratamiento, y cuándo?
Debes esperar entre 24 y 48 horas para lavarte el pelo después del tratamiento de keratina.

¿Qué tipo de champú o acondicionador debo usar?
Existen champús especiales para cabello tratado con keratina. Puedes consultarle a tu peluquero habitual sobre el champú que más te conviene. El champú que elijas y el acondicionador no debe contener cloruro de sodio.

¿Qué debo hacer si mi pelo se moja durante los primeros 1 ó 2 días?
Secar el cabello lo más rápido posible.

¿Puedo ir a una piscina o a la playa después del tratamiento?
Espera al menos una semana. Siempre humedece el cabello y aplica el acondicionador antes de nadar, y luego enjuágalo bien.

¿Puedo hacerme una cola de caballo o llevar el pelo recogido?
Mejor no utilices nada que pueda apretar o restringir. Las diademas o bandas para la cabeza son aceptables.

¿Puedo usar el spray para el cabello, gel, mousse, espuma o

cualquier otro producto en el pelo durante los dos primeros días?

Puedes usar algún tipo de aceite ligero si es necesario. Después del champú puedes utilizar productos de peluquería.

¿Puedo teñirme el cabello antes de hacer el tratamiento?

Sí. Si se hace el mismo día no utilices acondicionador después del champú de color.

¿Puedo teñirme el pelo después del tratamiento?

Espera dos semanas después del tratamiento con keratina antes de aplicar cualquier color. Utiliza un tratamiento de color libre de amoniaco.

¿Puedo aplicar cloro a mi pelo después del tratamiento de keratina?

No, no se aplica cloro al pelo tratado con keratina. El cloro se podrá aplicar en el cabello de nuevo crecimiento solamente.

¿Puede hacerse el tratamiento sobre el cabello previamente tratado químicamente?

Sí. Puedes hacer el tratamiento sobre cualquier cabello tratado químicamente.

¿Puede hacerse el tratamiento encima del alisado japonés o térmico?

Sí. Puedes hacer el tratamiento sobre cualquier tipo de tratamiento.

¿Es este un tratamiento relajante?

No. Es un tratamiento de reacondicionamiento hecho de queratina, extractos de plantas y el colágeno para sellar el cabello.

¿Puede hacerse el tratamiento en el cabello virgen?

Sí, pero no durará a menos que haya sido tratado con anterioridad o teñido.

¿Puede hacerse el tratamiento en niños? En caso afirmativo, ¿de qué edades?

Sí. Lo recomendamos para niños que tengan al menos 12 años.

¿Cuánto tiempo durará el tratamiento en el pelo?

Depende del tipo de rizo y la fuerza de tratamiento. El resultado comienza a desaparecer antes sobre el cabello virgen, y poco a poco todo el pelo se transforma. El tratamiento de keratina elimina el encrespado.

¿Puedo repetir el tratamiento sólo para ciertas partes o tengo que volver a realizar el tratamiento en toda la cabeza?

Deberás hacerlo de nuevo en toda la cabeza.

2 TIPOS DE KERATINA

Los tratamientos de keratina son un gran reclamo para aquellas personas que quieren alisar un pelo muy rizado y que se comporta de manera incontrolable. Este tipo de tratamiento puede durar hasta los 6 meses aunque depende del tipo de keratina y del cabello. Someterte a una sesión de keratina te ofrecerá la posibilidad de peinar tu pelo fácilmente a la vez que cambias de look.

Tratamientos de keratina con formaldehído

Muchos salones de belleza ofrecen este procedimiento como una alternativa natural a los suavizantes químicos, ya que no contiene lejía o muchas de las otras sustancias químicas que se encuentran típicamente en los alisadores. Sin embargo, no siempre es cierto que los tratamientos de keratina sean 100% natural, por lo que es importante hacer una investigación al respecto. Muchos de los tratamientos contienen formol, una sustancia química relativamente peligrosa y que no es aconsejable según muchos sistemas sanitarios.

Antes de realizarte un tratamiento de keratina con formol es aconsejable que te enteres de todos sus pros y contras, posibles riesgos para la salud y ventajas.

Tratamientos de keratina sin formaldehído

Los tratamientos de keratina sin formol prometen un resultado mucho más suave y libre de químicos. Consigue un alisado para el cabello igualmente bonito. En este procedimiento se utilizan dos tipos de keratina, la keratina del pelo humano y la keratina botánica. La idea es que las moléculas de keratina humanas penetren en la cutícula del cabello, mientras que la keratina botánica forma una capa de moléculas en la cutícula. De esta manera el cabello se satura con la keratina dentro y por fuera. Estos tratamientos se aplican al igual que los tratamientos que contienen formaldehído, salvo con la excepción de que el estilista no tiene que usar una máscara.

Otros tratamientos

Las variedades de los tipos de keratina son bastante impresionantes. A parte de una primera clasificación que divide los tratamientos entre los que llevan productos químicos (formaldehido) y los que no, encontramos otras clasificaciones con las que se puede denominar al tratamiento.

- La keratina hidrolizada
- keratina líquida
- keratina de chocolate
- Nanokeratina

También son muy populares los tratamientos de keratina caseros.

2.1 CONSEJOS SOBRE LA KERATINA

La keratina líquida es una alternativa a los tratamientos caseros de alisado, si bien es cierto que es un poco más cara.

Consiste en una fracción de proteína purificada y aislada. Estas proteínas tienen pesos moleculares que permiten la formación de películas coherentes sobre la superficie de la cutícula y que penetran en la corteza.

En definitiva, ayuda a reparar el cabello, a darle cuerpo, brillo y manejabilidad.

Propiedades de la keratina líquida

A continuación enumeramos algunas de las propiedades de este tratamiento:

- La queratina líquida es un tratamiento revolucionario y patentado que consigue que el pelo rizado y muy rizado se vuelva lacio y manejable. El pelo rebelde tratado con la proteína de keratina se vuelve natural y dura hasta un máximo de 30-60 días, con una sola aplicación.

- En estudios independientes de diversos laboratorios clínicos, el pelo tratado con keratina líquida dura más, es más suave, brillante y tiene un 100% menos de encrespamiento.

- Nutre y repone el cabello dañado o roto así como las puntas abiertas.

- A diferencia de otros tratamientos de belleza, la keratina no contiene ingredientes químicos o perjudiciales como los formaldehídos (es el caso del alisado japonés.

- Es un tratamiento con spray de resultados sorprendentes. Consigue un pelo más suave, más fuerte, más saludable y un pelo con más cuerpo al instante.

- Es un tratamiento rápido y fácil de peinar.
- Te ofrece una oportunidad nueva de conseguir unos rizos sexis y suaves. Un pelo lacio con facilidad y sin encrespamiento. ¡Un pelo perfecto en solo unos minutos!

¿Qué marcas de keratina líquida existen?

En el mercado existen distintas marcas de Keratina líquida y todas ellas pueden ser una buena opción. Algunas de las marcas más populares son Stylus de Deliplus, Anian o Nelly. Infórmate sobre cuál es la que mejor le conviene a tu pelo antes de comprar un producto que pueda dañarlo. Puedes consultar con tu estilista de confianza y con cualquier persona conocida que la haya probado para que pueda contarte su experiencia. Por lo general la opinión de una amiga suele ser la mejor opción.

Keratina líquida para la alopecia

Aunque la keratina no es un tratamiento que se use comúnmente como herramienta para parar la caída del cabello, muchas personas afirman que desde que la usan, notal una menor pérdida de cabello. Hay que tener en cuenta que la keratina no actúa sobre la raíz del cabello simplemente lo repara. La sensación de que la caída del cabello es menor se debe a que, antes de la utilización de la keratina perdían pelo por la caída natural y también por las roturas de los cabellos en mal estado. La keratina repara el cabello y lo hace más fuerte por lo que ya no se rompe y por lo tanto, estos trozos de cabello roto no llegan a caer nunca. De este modo la sensación de menor pérdida de cabello es real.

Tratamiento de keratina líquida

El tratamiento de keratina líquida es un sistema basado en un método utilizado en Brasil llamado *Escova progresiva*. El proceso utiliza productos químicos para romper los enlaces disulfuro en el cabello para obtener resultados más duraderos y se cree que estos productos puedes ser perjudiciales. La keratina líquida, afirman que es completamente segura.

La keratina es la proteína natural del cabello y es lo que compone aproximadamente el 90 por ciento de la raíz.

Sistema de keratina líquida

El sistema de keratina líquida consiste en un tratamiento de aerosol, champú, acondicionador y acondicionador sin aclarado. Con todo esto, te asegurarás mantener el pelo liso hasta 30 días.

La keratina es líquido purificado de la proteína aislada de lana pura de Nueva Zelanda. Penetra en la corteza del cabello y retiene la humedad, da protección y brillo al cabello.

El proceso

El tratamiento de queratina líquida es una versión suavizada del largo proceso de peluquerías de alisado con keratina, pero funciona bajo los mismos principios. Hay que lavar y secar el cabello, aplicar la keratina, dejar reposar durante 30 minutos, eliminar la humedad con el secador y utilizar una plancha de 450 grados y plana para alisar el cabello mechón a mechón.

Controversia

Hay un gran debate en los medios de comunicación, en Internet y entre los profesionales de la salud y la belleza en cuanto a la seguridad e integridad de enderezar el cabello con procesos de keratina. Esto es debido al uso de formaldehído. La keratina líquida contiene ingredientes derivados de formaldehído.

Productos similares

La keratina hidrolizada líquida se puede comprar para la hidratación y el acondicionamiento del cabello. La solución de color marrón-amarillo también viene de la lana de esquileo y tiene un olor muy característico.

2.2 KERATINA DE CHOCOLATE

El tratamiento de keratina de chocolate es una terapia de recuperación capilar muy relacionada con el alisado brasileño de queratina.

Su composición básica cuenta con varios ingredientes, no obstante, los que conseguirán ese cambio radical en el aspecto de tu pelo son:

- Keratina: repara el cabello dañado
- Aceite de cacao (chocolate): Se encargará de darle a tu cabello el brillo esperado.
- Arcilla blanca: Reduce el encrespamiento hasta un 80% y le da peso al cabello.
- El proceso de la queratina de chocolate se hace mediante el seguimiento de varios pasos:
- En primer lugar se realizar una limpieza en profundidad del cabello. Se eliminan los residuos y la suciedad.
- Secado del cabello. Eliminación del 95% de la humedad.
- Aplicación de la keratina. Debe esperarse al menos hasta 30 minutos con la keratina de chocolate para que el tratamiento haga efecto.
- Secado del cabello y evaporación del producto.
- A continuación se plancha el cabello y de esta manera se logra la cauterización.

La keratina no se utiliza expresamente para alisar el cabello sino para eliminar el encrespamiento y darle cuerpo al pelo. Con este tratamiento conseguirás grandes beneficios como que tu cabello rizado se relaje quedando de este modo ondulado, eliminando el volumen y los pelos salientes. Si tienes el cabello ondulado, quedará liso.

La media de duración de este tratamiento es de una hora y media pero dependiendo de la cantidad y la largura del cabello puede durar desde una hasta 3 horas. El coste también esta sujeto a estos mismos factores. Aunque a simple vista pueda parecerte que simplemente te has planchado el pelo no es así. Pasadas las 24 horas descubrirás, al lavar el cabello que has conseguido mucho más. Un cabello más vivo, saludable y lleno de nutrientes.

2.3 KERATINA HIDROLIZADA

La queratina hidrolizada es una proteína que actúa reestructurando el cabello y acondicionando la fibra capilar. Es muy similar al tratamiento de keratina líquida ya que da al cabello un aspecto suave y saludable.

Debido a que la keratina ya está presente en la composición de nuestro cabello y que se va perdiendo a medida que es castigada por el tiempo y el medio ambiente, utilizar un producto que te permita regenerar las capas externas de tu cabello es siempre una buena opción para recuperar el brillo natural. La queratina hidrolizada es un producto alisador y cauterizador que le devolverá la vida a tu cabello así como el brillo y la movilidad.

El proceso de reconstrucción con queratina es de la mayor calidad. Reconstruye la fibra capilar hidratando el cabello y alisándolo.

Propiedades de la queratina hidrolizada

La keratina hidrolizada hidrata ampliamente el cabello y regenera la base capilar. Esto se traduce en un cabello sano, brillante, suave y con aspecto renovador.

Resultados de la keratina hidrolizada

Con solo una aplicación de queratina hidrolizada se puede reducir el volumen del cabello hasta un 80%. De esta manera desaparecerá el encrespamiento y se conseguirá un cabello suave y sedoso. El brillo que ofrece la queratina hidrolizada es espectacular.

¿Quién puede utilizar la queratina hidrolizada?

Es prácticamente para todo el mundo. No importa si llevas el cabello natural o lo has teñido. Las mechas y reflejos tampoco son un problema, se puede aplicar en cualquier cabello que haya sido tratado con productos químicos. Solo se debe tener en cuenta que se debe tener un pelo más o menos sano. No importa que esté algo dañado, el uso de la queratina hidrolizada pretende precisamente mejorar la salud del cabello.

¿Cuánto duran los efectos de la queratina hidrolizada?

El alisado dura entre 3 y cuatro meses después de la aplicación del producto pero puede variar en función a su tipo de cabello. Si te gusta el resultado del tratamiento puede repetirse una vez concluido este periodo.

¿Cuánto cuesta la queratina hidrolizada?

Si realizar el tratamiento en casa, un bote de producto con queratina hidrolizada ronda alrededor de los 40€, aunque el precio puede variar en función del sitio donde se compre.

¿Es necesario hacer algo más después del tratamiento?

Después de someterse al tratamiento de queratina hidrolizada no es necesario hacer nada más. No hay que planchar el pelo, ni estirarlo. Sería conveniente no mojar el pelo hasta 48-72h después del tratamiento.

2.4 KERATINA CON FORMALDEHÍDO

Derivados del método de alisado brasileño conocido como *Escova progressiva*, los tratamientos de keratina han generado controversia dentro de las comunidades de salud y belleza por igual. Los tratamientos de keratina a menudo contienen formol en una forma u otra, lo que puede ser perjudicial para los clientes y estilistas con el tratamiento.

¿Cómo funciona el formaldehído?
Los tratamientos de queratina se combinan en altas temperaturas. El formaldehído y la keratina se utilizan para romper los enlaces disulfuro en el cabello, alterando así, su forma. La keratina sirve para arreglar los bordes ásperos del pelo, y que la capa de la cutícula tenga mejor textura y brillo.

Legislación sobre la keratina
La industria de los cosméticos, con el asesoramiento de los expertos, recomienda que no haya más de 0.2 por ciento de formaldehído en los ingredientes cosméticos para la seguridad de la piel. La FDA no regula los tratamientos de keratina y el formaldehído no aparece como un ingrediente restringido.

Concentración
Mientras que muchos fabricantes de tratamiento de keratina se adhieren a la norma del 0,2 por ciento, algunos productos contienen de 10 a 20 veces el formaldehído recomendado. El formaldehído ha sido clasificado como carcinógeno por el National Cancer Institute, los vapores de formol son tóxicos en caso de exposición prolongada y frecuente.

La exposición al formaldehído
Los tratamientos de keratina duran aproximadamente dos horas, dependiendo de la longitud y el grosor del cabello. Se recomienda una buena

ventilación, aunque realmente no es necesaria para proteger a los clientes ya que estos sólo se exponen durante este tiempo. A los estilistas sí se les recomienda protegerse de los vapores de formaldehído, ya que su exposición es prolongada y es un gas nocivo.

Marketing

Muchos tratamientos de keratina que dicen ser libres de formaldehído, seguros y basados en la keratina todavía contienen formaldehído o sus derivados químicos de la misma familia. Entre ellos se incluyen el formol, el aldahyde y metanal.

2.5 KERATINA LIBRE DE FORMALDEHÍDO

Tratamiento sin formol (formaldehído)

Los tratamientos sin formol, a diferencia de sus homólogos que contienen formaldehído, son tratamientos de keratina que se parecen más a los tratamientos intensos como el acondicionamiento térmico-activo. La fórmula de keratina trabaja con un secador muy potente para poder alterar temporalmente la forma del cabello.

Los tratamientos de keratina no rompen los enlaces químicos del cabello desde el interior, pero en su lugar, cubren el exterior del eje con una forma líquida de keratina que imita a la proteína natural y dominante del cabello.

La keratina sin formaldehído más comúnmente llamada Keratina sin formol suavizado, suaviza la cutícula del cabello, eliminando hasta un 95 por ciento de todos los rizos. Los salones que realizan el proceso dicen que la keratina se adhiere a los bordes de la cutícula en bruto, con lo que retiene la humedad y da brillo.

Advertencias sobre el formol

De acuerdo con el fabricante de un producto que contiene keratina con formaldehído, el formaldehído incluye elementos tales como quaternium-15, formol, metanol, metil aldehido, diazolidinil imidazolidinilurea, y oximetileno, entre otros. A los consumidores se les insta a comprobar los ingredientes en su salón y en el embalaje.

Tratamiento posterior

Los tratamientos de queratina sin formaldehído mantienen el pelo liso durante semanas o meses, dependiendo de la textura natural del cabello, el mantenimiento y la duración depende del lavado. Se necesita un champú sin cloruro de sodio para ayudar a mantener los efectos del tratamiento.

2.6 NANOKERATINA

¿Qué es la Nanoqueratina?

La nanokeratina es un sistema capaz de crear nanomoléculas de keratina con un mayor poder. Esta tecnología permite reparar las fisuras en el pelo de una manera más poderosa. Una molécula de nanokeratina corresponde a una milésima parte de millón de una molécula de keratina, es decir es el 0,0000000001 de una molécula de keratina.

¿Cómo funciona la Nanokeratina?

El procedimiento es bien sencillo de explicar. Al aplicar queratina en el pelo, las nanomoléculas penetran en las fisuras del cabello formando unos depósitos de keratina que ayudan a la reparación del mismo. Al aplicar calor sobre ellos se fija procedimiento consiguiendo un mejor resultado. Se recomienda cepillar el pelo después de la aplicación.

Pasos de aplicación de Nanokeratina

Para aplicar la nanokeratina hay que seguir varios pasos importantes:

- Lavar el cabello con un champú normal para eliminar la suciedad y posibles residuos. No se debe utilizar acondicionador. Solo enjuagar el pelo después del lavado.
- Secar el cabello solo lo suficiente para quitar la humedad.
- Dividir el cabello en 4 partes.
- Colocar entre 3 y 5 ml de queratina en el recipiente nanoaspersorio. Es un pequeño bote que se coloca en la máquina que evapora la keratina convirtiéndola en nanokeratina.
- Aplicar la keratina a la vez que cepillamos el pelo. Es mejor aplicar por la nuca. Hacerlo de manera lenta y suave.
- Una vez terminada la aplicación, planchar todo el pelo con una plancha para el pelo.

- Volver a dividir el cabello en 4 partes.
- Añadir de 3 a 5 ml del fluido finalizante en el mismo recipiente nanoaspiratorio y pulverizar de nuevo sobre el cabello de la misma manera.
- Una vez finalizado el paso anterior, no es necesario volver a lavar el cabello.

La nanoqueratina es un nuevo sistema que ayuda a la recuperación capilar y que ofrece unos resultados sorprendentes. Sus ventajas son incontables en el mundo de la estética. Se trata de un descubrimiento muy novedoso que aún no lleva mucho en el mercado de la belleza pero que sin duda representa un gran avance. Es extremadamente eficaz y sencillo de realizar.

La realización de un tratamiento de nanokeratina te dejará el pelo suave y sedoso a la vez que repara las fisuras en el cabello y las puntas abiertas. Es especialmente efectivo en los casos en los que el pelo ha sufrido con tintes, decoloraciones, alisado y permanentes así como en los casos en los que ha sido dañado por las acciones de la naturaleza (viento, lluvia, sol...)

Los resultados pueden verse prácticamente al momento, después de haber realizado la aplicación del tratamiento es por eso que se está volviendo tan popular. Se trata de un método rápido pero a la vez, efectivo. Es uno de los métodos más rentables de recuperación capilar.

¿Qué es la nanokeratinización?

El proceso mediante el cual se introducen nanomoléculas de keratina en el interior de las roturas del pelo. Sirve para reparar el cabello dañado.

Tipos de pelo puede someterse al tratamiento

Es especialmente efectivo en cabellos dañados por los tintes u otros procesos químicos.

¿Cuánto tiempo tarda el tratamiento de Nanokeratina?

Alrededor de unos 40 minutos.

Ventajas de la nanokeratina

Al ser un procedimiento que se aplica en modo de pulverización, permite una mejor introducción de la keratina en las fisuras del cabello. De esta manera, el pelo se recupera más rápido y mejor. Al ser un proceso húmedo, también evita la sequedad en el pelo.

Durante cuánto tiempo duran los resultados

Una vez realizado el tratamiento, el cabello se habrá arreglado definitivamente. No obstante, si lo seguimos sometiendo a la acción de productos químicos o lo exponemos demasiado al sol, la lluvia, etc. éste volverá a estropearse.

Se puede aplicar la nanokeratina de manera continuada

Definitivamente sí. Pero los resultados serán más espectaculares en la primera sesión, que será probablemente en la que tengas el pelo más dañado. Volver a realizarte otras sesiones te ayudará a que el pelo no se vaya estropeando con las acciones naturales como el sol y la lluvia.

Estoy embarazada, ¿puedo realizarme el tratamiento?

Sí, pero debes llevar una máscara protectora para no inhalar los vapores de keratina. También es aconsejable que la utilicen los niños que vayan a someterse al proceso.

¿Puede usarse en personas con caspa o problemas capilares?

Sí, pero debes tener en cuenta que la nanokeratina no te ayudará con estos problemas ya que solo sirve para arreglar las fisuras y roturas.

3. TIPOS DE ALISADO

Uno de los beneficios de la keratina es la cantidad de tipos de alisado para el pelo que se pueden conseguir con ella. La elección de un tipo de keratina u otra puede dar como resultados distintos alisados, desde un alisado definitivo hasta otro que sólo te dure unos meses.

Así mismo el tipo de cabello y la técnica utilizada, también influyen en la duración de un alisado permanente. Descubre cual es la que más te conviene.

Los alisados más populares son el alisado japonés y el alisado brasileño, que además puede hacerse desde casa.

El alisado japonés, también conocido como alisado termal, consigue un pelo totalmente recto, pero la vez brillante y sedoso. Reduce el encrespamiento (encrespamiento) y está especialmente indicado para aquellas personas con rizos revoltosos que no se dejan alisar con la plancha. Es por ejemplo, el caso de los rizos apretados. El proceso del alisado japonés requiere varias horas en las que se realizan varios procesos con calor así como procesos químicos. Es uno de los alisados preferidos por las mujeres porque no estropea el cabello, no lo seca ni lo daña. Una variante del alisado japonés es el alisado bio-ionic, que viene de Los Ángeles y que es reversible.

El alisado brasileño es uno de los más practicados hoy en día ya que el alisado que ofrece es más natural. Su precio, al igual que el de todos los tratamientos de keratina, varía en función de la largura del cabello pero por lo general suele oscilar entre los 200 y los 300€. Requiere llevar acabo unos pequeños consejos después de su aplicación, como por ejemplo, no mojar el pelo en 2-4 días después del tratamiento. El alisado brasileño casero es una opción más barata para todas aquellas personas que no quieran asumir el coste del mismo.

Entre las características principales de todos estos tipos de tratamiento destacamos la posibilidad de conseguir un alisado permanente que puede llegar a durar hasta 4 meses dependiendo del tipo de keratina utilizada y del cabello.

3.1 ALISADO JAPONÉS

El alisado japonés se originó en Japón alrededor de los años 90. El proceso también se conoce como acondicionador térmico, Magic recto, alisado Bio-Ionic y Rebonding. También se le comenzó a llamar Sistema de Yuko, después de que, en el año 1996 la estilista japonesa Yuko Yamashita, revolucionara el mercado creando un tipo de alisado permanente. Aunque el proceso es permanente, se tendrá que retocar para el pelo de nuevo crecimiento.

Beneficios del alisado japonés

Su mayor beneficio es el resultado: un pelo recto, brillante y sedoso. Este proceso reduce el tiempo y el esfuerzo de alisar tu cabello con una plancha todos los días.

El alisado japonés reduce el encrespamiento y es especialmente beneficioso para las mujeres que tienen rizos apretados o indisciplinados que no responden bien a una plancha de alisar. A pesar de que el proceso requiere varias horas de tratamientos térmicos y químicos, la mayoría de las mujeres aseguran que el pelo parece más saludable después del tratamiento, ni seco ni dañado.

¿Dónde puedo realizarme un alisado japonés?

Es importante que estudies tus opciones antes de someterte a un tratamiento para el cabello de alisado japonés. Elegir un centro de estética que utilice los mejores productos en el mercado, es esencial. Los mejores productos para el alisado japonés se fabrican, como no, en Japón.

Además, debes investigar la calidad del personal encargado de realizarte el tratamiento. Es importante que tenga experiencia en el proceso. Pide ver el antes y después de las fotos de su trabajo.

¿Es mi pelo adecuado para el alisado japonés?

Descubre si el tratamiento es seguro para tu tipo de cabello. El alisado japonés de keratina no se recomienda para el cabello africano delicado, el pelo muy tratado, muy teñido, dañado, o el pelo que se cae con mucha frecuencia. Consulta al técnico para determinar si es seguro para alisar tu pelo. Asegúrate de informar con honestidad de todos los tratamientos previos que te has hecho en el pelo. Si tiene alguna pregunta acerca de la seguridad, se puede hacer una prueba en un mechón para garantizar que el producto es seguro para tu cabello.

¿Cuánto dura alisado japonés?

Tu cabello se mantendrá recto de 9 meses a 1 año. La mayoría de la gente cree que dura para siempre debido a que lo llaman alisado permanente pero esto no es posible debido a que el pelo sigue creciendo y este cabello nuevo no ha recibido el tratamiento. Es por eso que, aunque este tipo de alisado fuese permanente en la zona tratada, sería necesario volver a retocar para el nuevo crecimiento de pelo.

¿Cuándo debo retocar el pelo de nuevo crecimiento?

El nuevo crecimiento por lo general necesita ser tratado alrededor de 6 meses a 1 año después del tratamiento inicial. Cuanto más rápido crece el pelo, más pronto es necesario comenzar a tratarlo. Por lo general, la rapidez del crecimiento del pelo depende de cada persona por lo que podrás ser tu misma quien decida cuando volver a realizarte el alisado japonés. Es posible que no te sea necesario volver a tratarlo si el pelo te crece un par de centímetros pero en cuanto el nuevo cabello tenga la largura necesaria como para rizarse, encresparse u ondularse, necesitarás volver a realizarte el alisado. De esta manera mantendrás tu pelo brillante, liso y sin encrespamiento durante más tiempo.

¿Qué tipo de cabello es adecuado para el alisado japonés?

Casi todos los tipos de cabello son adecuados. Por lo general no existe un tipo de pelo al que sea imposible realizárselo pero hay que tener en cuenta que los resultados pueden variar. Aconsejamos acudir al estilista y preguntar antes de realizar el tratamiento para saber cuál será el aspecto final. El alisado japonés funciona perfectamente con los siguientes tipos de cabello:

- Cabellos de raza caucásica
- Cabellos asiáticos
- Cabellos americanos
- Cabellos de Oriente Medio
- Cabellos noruegos
- Otros tipos de pelo. Consulta con tu estilista.

¿Cómo se verá mi pelo después del tratamiento?

Su pelo será recto, totalmente liso. Lo sentirás increíblemente suave y sedoso. Comprobarás que tiene más brillo y que es más luminoso. Además, podrás darle fácilmente muchos estilos que antes no podías hacer con el pelo rizado u ondulado.

Una vez realizado el tratamiento, ¿tendré que secarme el pelo cuando lo lave?

No, no tendrás que volver a secar tu cabello en absoluto a menos que lo desees para eliminar la humedad rápidamente. En hacer esto sólo tardarás de 4 a 5 minutos. Al tener hecho el tratamiento del alisado japonés puedes dejarlo secar al aire sin preocuparte por el encrespamiento en tu pelo debido a la humedad. El cabello se secará quedando perfectamente liso y suave.

¿Puedo realizarme el tratamiento en cabello teñido?

Eso depende del tipo de productos químicos se hayan utilizado en el tinte y de la coloración. Los estilistas con experiencia en alisado japonés podrán determinar fácilmente si estaría bien en tu caso.

¿Sufrirá mi cabello algún daño con el tratamiento?

Si elijes un estilista sin experiencia, es posible. El alisado japonés es un tratamiento difícil de realizar. Dura muchas horas y solo debe hacerse por un experto. Si encuentras un estilista capacitado y con experiencia, no deberías tener ningún problema. Es por ello que aconsejamos que preguntes a amigos y conocidos y pidas referencias. También puedes preguntarle directamente al estilista cuántas veces ha realizado el tratamiento (la experiencia es un grado).

¿Cómo se hace el alisado japonés?

La técnica del alisado japonés es una técnica que no debe realizarse por personas que no sean profesionales, la duración del mismo es bastante larga y los resultados pueden no ser los esperados si no lo hace alguien con experiencia.

Cómo hacer el alisado japonés:

- Los primero es lavar el cabello.
- Sin dejarlo secar, se aplica el producto en todo el cabello y se deja actuar durante el menos 30-45 minutos. Este tiempo puede variar dependiendo del tipo de rizo del cabello.
- Después de la aplicación del producto, comienza el alisado en sí mismo. Con una plancha especial de iones (plancha iónica), se pasa por encima del cabello desde la raíz hasta las puntas. Debe hacerse en finos mechones y de manera pausada. Lo más importante a tener en cuenta es no dejarse ni un solo cabello sin alisar con la plancha.
- Una vez se ha terminado de alisar todo el pelo, se aplica un producto neutralizador que actúa durante unos minutos.

- Se lava el pelo con un champú y crema acondicionadora especial.
- Se continúa con el secado del cabello. Para ello se utiliza un cepillo y un secador iónico.
- Es importante no lavar el cabello en dos o tres días tras el tratamiento.

¿Cuánto cuesta el alisado japonés?

El alisado japonés de keratina puede ser costoso. Dependiendo de la peluquería y la ciudad donde vivas, el precio puede variar entre los 300€ y 500€. Sin embargo, a pesar del alto coste, el tratamiento tendrá una duración de entre seis meses y un año completo.

Además de la inversión económica, el proceso de alisado japonés también consume mucho tiempo. El tratamiento puede durar de dos a ocho horas y consiste en varios pasos y etapas de aplicaciones de productos químicos y calor.

¿Por qué es tan caro?

El alisado japonés es un tratamiento extremadamente difícil de realizar, y el proceso necesita generalmente de 3 a 6 horas para ser realizado y conseguir el recto perfecto. A veces, incluso puede tomar más tiempo. Si tu estilista afirma lo contrario, lo más probable es que te esté ofreciendo un producto o servicios de inferior calidad, no lo aceptes. El resultado podría ser un desastre.

¿En qué consiste el alisado japonés?

El alisado japonés, también conocido como reacondicionamiento térmico, es una de los mejores maneras de enderezar el cabello de forma permanente. A diferencia del tratamiento de queratina brasileña, solo el nuevo cabello tendrá que ser tratada de nuevo, el resto del cabello permanecerá recto.

Hay dos tipos principales de alisamiento japonés: Yuko y Liscio. Yuko es el original y principalmente se usa en el pelo que nunca ha recibido un alisado químico (es decir, se aplica sobre cabello virgen). Liscio, por otro lado, se puede utilizar en el cabello que ha sido tratado químicamente.

El reacondicionamiento térmico puede lograr grandes resultados, siempre y cuando el estilista tenga habilidad y experiencia en el alisamiento japonés.

¿Cómo se realiza el alisado japonés?

El primer paso del tratamiento consiste en aplicar un acondicionador de proteína para el cabello, seguido de un acondicionador a base de crema que suaviza el cabello y ayuda a separar los enlaces de azufre en el interior del tallo del pelo.

Cuando el estilista determina que los enlaces de azufre se han separado adecuadamente, el cabello se enjuaga. El estilista aplicará un neutralizador y utilizará algún tipo de herramienta de tensión para mantener el pelo liso. Después de que el neutralizador esté el tiempo requerido, el pelo se aclara y se alisa con una plancha.

El neutralizador debe continuar para absorber el oxígeno con el fin de asociar de nuevo los lazos de azufre en el interior de la raíz del pelo. Por esta razón, el pelo en el que se ha practicado el alisado japonés no puede ser lavado con champú o exponerse al agua al menos 24 a 72 horas después del tratamiento.

3.1 ALISADO BRASILEÑO

Realizar durante años tratamientos de alisado convencionales (alisado permanente, japonés, definitivo, iónico, termal, brasilero...) pueden dejar el cabello quebradizo, sin brillo e incapaz de mantener un estilo. Estos tratamientos químicos para el cabello terminan por hacer daño al pelo con el tiempo. Entonces, ¿cuál es el mejor producto para el alisado del cabello? El tratamiento de keratina para el alisado brasileño del cabello no daña el pelo. De hecho, de acuerdo con un artículo del New York Times, los beneficiarios de este tratamiento han descubierto cómo su cabello seco se vuelve más saludable después de usar el alisado con keratina. Con el fin de conseguir un pelo liso con el tratamiento de alisado brasileño de keratina, tendrás que encontrar un salón que ofrezca este tratamiento especial.

Encuentra el mejor centro de estética para un tratamiento de alisado brasileño con keratina

El tratamiento de alisado brasileño con queratina es conocido como Cepillado Progresivo. Para obtener los mejores resultados, necesitarás encontrar un salón que se especialice en el tratamiento de alisado de keratina brasileña. Hay por lo menos 15 fórmulas diferentes que responden al tipo de cabello y los resultados son diferentes para todos ellos. Solicita un estilista con experiencia que haya sido entrenado para administrar los tratamientos de alisados brasileños con keratina. Algunos salones ofrecen incluso una consulta gratuita. Si tu presupuesto es bajo, consulta por las ofertas en tu centro de estética.

Cómo se realiza el alisado brasileño

Seguramente tendrás que estar entre dos y tres horas en tu peluquería porque se necesitan al menos dos horas de estilista para completar el tratamiento. Se comenzará con un champú especial que está diseñado para desbloquear la cutícula del cabello. Después del champú, el cabello se satura con el tratamiento de alisado de keratina brasileña del pelo. Luego se seca el cabello y se utiliza un alisador de cabello en toda la cabeza. El calor del secador y la plancha alisadora sellan la keratina en el cabello.

Consejos después de realizar el tratamiento de alisado de keratina brasileña

- No te laves el pelo durante 2-4 días después de este tratamiento.
- Lleva el cabello recogido en una trenza floja o cola de caballo, si es necesario.
- Después de esos días puedes utilizar el champú y acondicionar tu cabello.
- Trátalo solo con productos que no tengan cloruro ni sulfato de sodio. Los productos con estos ingredientes dañan el cabello, arruinando los resultados del tratamiento.

Precio del alisado brasileño

El coste del alisado brasileño depende del largo del cabello, para un pelo corto su precio aproximado es de 200€ y para un cabello largo su coste aproximado es de 300€. Si prefieres optar por algo más económico el alisado brasileño en casa puede ser una solución.

Diferencias entre alisado brasileño y japonés

Con los años, estos tipos de alisados se han convertido en looks de pelo muy de moda. Cada vez que aparece una nueva tecnología que es excelente para el tratamiento del cabello, muchas mujeres piden cita con su estilista para probarlo. Para el alisado del cabello se han popularizado sobre todo dos tecnologías: el alisado japoneses y el alisado brasileño, pero, ¿cuál es la diferencia entre los dos? Pues eso es exactamente lo que vamos a tratar de descubrir aquí.

En primer lugar, existe el alisado japonés, reacondicionamiento térmico o alisado de Yuko. Recibe este nombre porque el proceso fue creado por la japonesa Yoko Yamashita, estilista experta.

Con el alisado cabellos japonés, el pelo humano se alisa de manera permanente con productos químicos. El pelo se separa en secciones (mechones finos) y cada sección es planchada y secada individualmente. Dependiendo de la longitud del pelo y el grosor, el alisamiento japonés puede durar de una hasta ocho horas. Una vez enderezado, el pelo no volverá a su forma natural. Perderá el encrespamiento (encrespamiento) y el rizo. Cualquier nuevo crecimiento del pelo mantendrá la textura natural de tu cabello.

Pero, ¿en qué difiere del alisado de Brasileño? Este tipo de alisado también se conoce como tratamiento de queratina brasileña. Se trata de un procedimiento de alisado con keratina como ingrediente principal. La queratina es una proteína muy resistente que se encuentra de manera natural en el cabello, las uñas y la piel.

A diferencia del alisado japonés, que da lugar a un pelo recto, fijo y permanente, el alisado del cabello Brasileño, sobre todo evita el encrespamiento del cabello pero permitiendo que siga existiendo la onda o el rizo. Es decir, más que un alisado es un método de antiencrespamiento. Si bien es cierto que dependiendo del rizo también alisa, los resultados no son tan estrictos como en el caso del alisado japonés. Además los resultados no son permanentes en el caso del método brasileño, solo duran de 4 a 8 semanas.

Otra diferencia entre los dos es que con el alisado brasileño, la fórmula de la proteína queratina se infunde (gracias al calor) en el cabello recién lavado y la cutícula del pelo se suaviza, reparando los daños en el pelo. De esta manera se le da fuerza, flexibilidad y manejabilidad. Con el alisado japonés, no ocurre esto.

Para decidir entre los dos tratamientos, siempre es mejor consultar a tu estilista profesional. El tratamiento de alisado más adecuado para usted es el que mejor se adapte a el grosor, la textura y el estado natural de tu cabello.

Resumen:
- El alisado brasileño repara el cabello dañado, el japonés no.
- El alisado brasileño elimina la encrespamiento y el encrespamiento, pero no deja el pelo recto perfecto como en el caso del alisado japonés.
- El alisado japonés es permanente, el brasileño dura de 4 a 8 semanas.

Información sobre el alisado brasileño
- Aunque el producto en sí no es caro su aplicación sí que lo es porque requiere mucho tiempo y experiencia. Puede alcanzar un precio que ronda los 250€.
- El tratamiento puede durar de 1,5 a 5 horas dependiendo de la longitud y el grosor del cabello.
- El éxito depende de la eficacia de la plancha y el número de veces que se aplica a los mechones de cabello.
- No se debe lavar ni mojar el pelo en los 3 o 4 días posteriores al tratamiento para que no se pierda el efecto.
- Hay una versión más corta del tratamiento en la que se puede lavar el cabello después de 6 horas. Puede que este tratamiento no sea tan eficaz.
- El cabello debe ser lavado y acondicionado con champús y acondicionadores especiales, que no contengan sulfato de sodio. El cuero cabelludo y el cabello a veces no se siente tan limpio como con los champuses que utilizabas antes del tratamiento.

- Cuanto más frecuentemente se lava el cabello, más rápido se pierden los efectos.
- Se puede hacer en prácticamente cualquier tipo de cabello.
- Si tienes el cabello dañado, este tratamiento de keratina brasileña hará que tu cabello vuelva a ser suave y brillante ya que la queratina es una proteína natural del cabello que ayuda a repararlo.

3.3 ALISADO BRASILEÑO CASERO

Si tú formas parte de ese grupo de mujeres de pelo rizado que han querido tener el cabello lacio en algún momento, con este alisado brasileño no tendrás que levantarte temprano para plancharte el cabello. Todos tus sueños se pueden hacer realidad.

A diferencia de los sistemas de alisado japonés, el alisado brasileño utiliza productos para alisar el cabello que no contienen productos químicos que definitivamente, cambian la textura del cabello. Más bien, la queratina brasileña que se utiliza para alisar es una proteína que es similar a las proteínas en el cabello humano.

Podrás disfrutar de los beneficios de tener el pelo alisado brasileño y sin tener que ir a la peluquería, hay varias compañías en internet que venden en casa equipos para alisar el cabello.

Para un alisado casero necesitarás:

- Champú
- Keratina para el pelo
- Cepillo
- Secador de pelo
- Plancha

Cómo hacer el alisado brasileño en casa:

- Lava el cabello con un champú que se luego deberás aclarar y que no contenga cloruro de sodio.
- Seca el cabello con una toalla, dejando la humedad, pero no empapado.
- Divide tu cabello en secciones. Cuanto más grueso sea el pelo, más serán las secciones que necesitarás.
- Aplica el tratamiento de keratina brasileña desde las raíces hasta las puntas.

- Pasa la plancha en el cabello durante al menos 15 minutos.
- Peina el pelo.
- Seca el cabello con un secador de pelo mientras se cepilla el pelo liso.
- Utiliza una plancha cuando tu pelo se sienta seco. Pon tu plancha en la posición más alta, y poco a poco pasará por cada sección de cabello al menos tres veces.
- Espera 48 horas antes de lavarte el pelo.

Consejos y advertencias para el alisado brasileño casero

Es importante mantener el cabello lo más recto posible durante las 48 horas después de aplicar el tratamiento de pelo alisado. Si notas cualquier onda en el pelo sólo tienes que volver a pasarte la plancha. El alisado brasileño no es permanente, como mucho debes esperar que los resultados aguanten de dos a cuatro meses.

Algunos tratamientos de alisado brasileño contienen formol, que puede llevar a malos efectos secundarios. Busca productos que te permitan alisar tu pelo sin uso del formol.

3.4 ALISADO PERMANENTE CON KERATINA

Un pelo liso y sedoso es una característica altamente deseada por muchas mujeres, pero el tiempo y la energía que se necesita para lograr ese look puede ser agotador. Es por eso que alisar el cabello de manera permanente o definitiva ha ganado tantos seguidores en los últimos años. Su popularidad hoy día sigue creciendo, siendo uno de los tratamientos del cabello más populares en los últimos años. El alisado permanente, aunque su nombre indique lo contrario, no es permanente, ya que éste desaparece conforme va creciendo el pelo.

Historia del alisado permanente
Las mujeres han estado utilizando las planchas para alisar el pelo desde finales de 1800, pero como la tecnología avanza, también lo hicieron los métodos para lograr este aspecto tan elegante. A mediados de la década de 1900, los productos químicos fueron introducidos como una alternativa permanente, pero la composición era intensa para el cuero cabelludo. Hoy en día, hay docenas de sustancias químicas para alisar el cabello de manera permanente. Estas sustancias son más seguras y más suaves que las del pasado.

Pasos para el alisado definitivo
La permanente de pelo liso rompe los lazos de la proteína keratina en el cabello con productos químicos. A continuación, restablece los vínculos después de que el cabello haya sido alisado. Hay dos pasos en el proceso. La primera aplicación se pone en el pelo seco, suave y uniformemente a través del peinado, ya que el pelo es muy frágil en este momento. Una vez que se ha determinado que los lazos de keratina se han separado, la primera solución se disuelve y se aplica la segunda para restablecer los nuevos lazos.

Tipos de alisado permanente
Los dos tipos de alisados más comunes para conseguir un cabello liso son el

reacondicionamiento térmico (también conocido como alisado japonés) y el tratamiento de keratina alisado brasileño. El alisado japonés consiste en un ciclo de lavado, calefacción y planchado, que se repite varias veces. El tratamiento de queratina brasileña es el método más nuevo y más suave. Requiere una solución de keratina activa que debe aplicarse, después, se plancha el cabello.

¿Cuánto se tarda en hacer el alisado permanente?

El proceso real es muy corto (alrededor de 1 hora) sin embargo, requiere la máxima precaución para la piel y el cuero cabelludo. La solución se deja durante unos 5-8 minutos, dependiendo del tipo de cabello y de los productos químicos utilizados.

Después del procedimiento, el pelo será frágil. Los estilistas recomiendan un champú rico en proteínas para mejorar la fuerza y el brillo del cabello. También será necesario utilizar acondicionador para reemplazar la humedad. En promedio, las aplicaciones de retoque se realizan dos o tres veces al año, dependiendo de la rapidez con que el pelo crece.

Advertencias sobre el alisado permanente

El alisado definitivo del pelo requiere el uso de productos químicos perjudiciales, por lo que el procedimiento siempre debe ser realizado por un estilista profesional. Aunque es posible comprar productos caseros, pueden surgir muchos problemas (como la irritación del cuero cabelludo y el daño del cabello) si el proceso no se realiza correctamente. También es aconsejable hacer una consulta en un salón antes de realizar el alisado permanente, ya que el tratamiento depende del tipo de pelo, que varía según la persona.

3.5 ALISADO BIO-IONIC

Bio-ionic es un tipo de alisado japonés que ha marcado un referente en el mundo del alisado del cabello. Se trata de un tratamiento para el cabello que transforma el pelo rizado con problemas de sequedad en un cabello liso y sedoso, totalmente lacio. El alisado Bio-ionic es muy duradero, por lo general solo hace falta retocarlo cuando crece pelo nuevo.

Este tipo de tratamiento es perfecto para todas aquellas mujeres que no tienen tiempo para utilizar el secador para alisar su pelo.

Qué productos BioIonic hay en el mercado y qué precio tienen

Actualmente ya existen diferentes productos en el mercado que ofrecen la tecnología BioIonic, desde acondicionadores de pelo, hasta secadores y planchas de pelo, cepillos, etc. Su precio varía dependiendo del producto a adquirir, evidentemente no te costará lo mismo un acondicionador que un secador o un cepillo. Antes de adquirir cualquier producto como siempre te recomendamos visita a un experto.

Cuánto dura el alisado BioIonic

Este tipo de alisado es totalmente definitivo, el cabello tratado con BioIonic no vuelve a rizarse nunca. Solo debe volver a realizarse el tratamiento para aquellos cabellos nuevos. El cabello nuevo suele tener que retocarse a los 5 meses pero depende del tipo de rizo que tengas.

¿Puede utilizarse el alisado BioIonic en cabellos teñidos?

La respuesta es sí, siempre y cuando el cabello esté en buen estado. No importa que tengas el pelo teñido, te hayas realizado un baño de color, reflejos, mechas u otros tipos de tratamientos de color. Si tienes un cabello sano, puedes realizarte el alisado BioIonic.

Cómo consigue un alisado perfecto el BioIonic

La calidad de los productos empleados es lo que hace que el alisado sea perfecto. El tratamiento BioIonic se fija cerrando la cutícula del cabello desde la raíz hasta las puntas. Esto hace que el brillo y la textura del cabello sea excelente.

El alisado BioIonic, ¿mantiene el volumen?

En un principio todo el volumen o el encrespamiento se pierde. Una vez el cabello crece a partir de los 3mm, el volumen reaparece levantando la raíz del cabello y aportándole cuerpo a la melena.

Ventajas del alisado BioIonic

Este tipo de alisado tiene varias ventajas con respecto a otros tipos de métodos de alisado. Comparado con el resto de productos del mercado el alisado BioIonic ofrece:

- Es aplicable a cabellos teñidos o coloreados.
- Es reversible, puede moldearse después de varias semanas.
- Da brillo y salud al cabello.
- Mantiene el cabello cuidado.
- Viene directamente de Los Ángeles (Estados Unidos).
- Ha pasado estrictos controles de calidad.

El tratamiento del alisado BioIonic tarda aproximadamente 4 horas. Durante las 72 horas posteriores al tratamiento no debes lavar tu pelo ni mojar la cabeza. Es conveniente evitar las actividades que impliquen sudoración. Si, inevitablemente se te moja el pelo, debes secarlo rápidamente y plancharlo para devolverle el liso.

www.ingramcontent.com/pod-product-compliance
Lightning Source LLC
Chambersburg PA
CBHW071239280526
45787CB00002B/1002